AF401146

ÉTUDE

SUR

LA MALIGNITÉ ET LES INFECTIONS SECONDAIRES

DANS LA SCARLATINE

PROPHYLAXIE

Par ÉDOUARD DAMAIN

DOCTEUR EN MÉDECINE DE LA FACULTÉ DE PARIS
ANCIEN EXTERNE DES HOPITAUX

PARIS

G. STEINHEIL, EDITEUR

2, rue Casimir-Delavigne, 2

1891

ÉTUDE

SUR

LA MALIGNITÉ ET LES INFECTIONS SECONDAIRES

DANS LA SCARLATINE

ÉTUDE

SUR

LA MALIGNITÉ ET LES INFECTIONS SECONDAIRES DANS LA SCARLATINE

—

PROPHYLAXIE

—

Par ÉDOUARD DAMAIN

DOCTEUR EN MÉDECINE DE LA FACULTÉ DE PARIS
ANCIEN EXTERNE DES HOPITAUX

PARIS

G. STEINHEIL, EDITEUR

2, rue Casimir-Delavigne, 2

—

1891

AVANT-PROPOS

Dans le cours de nos études, nous avons été souvent frappé de voir qu'une maladie généralement bénigne, comme la fièvre scarlatine, prenait parfois des allures meurtrières qui la mettaient au niveau des affections les plus graves; que, d'autres fois, les complications qui en résultaient devenaient pour le malade une source d'ennuis et de dangers qui modifiaient singulièrement la bénignité du pronostic primitif. D'autre part, en suivant le service du pavillon d'isolement des scarlatineux, à l'hôpital des Enfants-Malades, pendant les trois mois durant lesquels M. le Prof. Grancher en fut chargé, nous avons pu constater les immenses bienfaits résultant de la mise en pratique rigoureuse et sévère de ces deux mesures prophylactiques : isolement et antisepsie.

Aussi, malgré la complexité, tout au moins apparente, d'un tel sujet, nous avons cru intéressant de réunir pour notre thèse inaugurale l'étude de ces trois points : malignité, complications, prophylaxie de la scarlatine.

Nous avons divisé notre travail en quatre chapitres.

I. De la malignité. Théories anciennes et théorie moderne.

II. Complications et infections secondaires dans la scarlatine.

III. Mesures prophylactiques en usage au pavillon d'isolement des scarlatineux à l'hôpital des Enfants-Malades. Résultats obtenus, statistique.

IV. Comment on doit comprendre et appliquer ces mesures chez les malades de la ville.

Mais avant d'entrer dans le corps même de notre sujet, que M. le Professeur Grancher nous permette de lui adresser tous nos remerciements pour la bienveillance qu'il nous a toujours témoignée et l'honneur qu'il nous a fait en acceptant de présider notre thèse. Nous lui en exprimons ici toute notre reconnaissance et notre gratitude.

Nous tenons également à remercier nos autres maîtres des hôpitaux pour l'intérêt qu'ils nous ont toujours porté durant le temps, trop court, que nous avons passé avec eux comme stagiaire ou comme externe.

Pendant l'année où nous avons suivi à la Charité le service de M. le Dr A. Després, nous avons appris toute l'importance qu'on doit attacher au diagnostic en chirurgie. Que notre excellent maître reçoive ici tous nos remerciements.

Nous oublierons difficilement les conseils que nous a donnés à Beaujon, M. le Dr J. Guyot, et nous lui en exprimons toute notre gratitude,

M. le Dr H. Huchard n'a cessé, depuis que nous le connaissons, de nous porter un intérêt qu'il nous a maintes fois témoigné. Nous avons appris auprès de lui à connaître la valeur d'un diagnostic ferme et d'une thérapeutique raisonnée : nous tenons à l'assurer ici de notre sincère et profonde reconnaissance.

M. le Dr Ribemont Dessaignes nous a initié à la pratique de l'art obstétrical. Qu'il reçoive tous nos remerciements pour ses excellentes leçons et la bienveillance avec laquelle il nous a toujours accueilli.

Que tous nos autres maîtres nous permettent de leur exprimer aussi notre reconnaissance, et, en particulier M. le

Dr Barié auprès de qui nous avons toujours trouvé des conseils nombreux et utiles, et une sympathie très grande.

Après nos maîtres, nous ne voudrions pas oublier nos amis qui se sont toujours mis à notre disposition chaque fois que nous leur avons demandé aide ou conseils. Aussi c'est avec un bien grand plaisir que nous adressons ici tous nos remerciements à M. le Dr Régnier en qui nous avons toujours trouvé un ami sincère et un guide éclairé, à M. le Dr Dieudonné, dont l'amitié profonde nous a souvent aidé dans le cours de nos études ; — à M. le Dr L. Guinon qui nous a permis de puiser dans ses notes de nombreux renseignements qui n'ont pas peu contribué à faciliter notre tâche. Nous l'en remercions tout particulièrement ; — enfin à M. E.-C. Aviragnet, interne à l'hôpital des Enfants-Malades, un ami de longue date, que nous avons trouvé toujours prêt à nous rendre service chaque fois que nous le lui avons demandé.

C'est à eux tous, et aux autres collègues et amis que nous ne pouvons citer, que nous disons en terminant : encore une fois merci, et de tout cœur.

CHAPITRE PREMIER

HISTORIQUE

Avant d'entrer dans le corps même de notre sujet, il nous a paru intéressant de faire en quelques lignes l'historique de la Scarlatine.

On peut dire que la connaissance de cette affection est de date relativement récente : car, malgré les recherches faites dans l'antiquité, on n'a rien trouvé qui put exactement s'appliquer à elle.

On a signalé, il est vrai, quelques passages d'Hippocrate *(De morbis popularibus. — Liv.* III, *Sect.* II), de Celse *(De medicina, lib.* IV, *Ch.* IX), de Cœlius Aurelianus *(De morbis acutis,* Liv. III, Ch. II et IV), d'Arétée de Cappadoce, etc., comme se rapportant à cette affection ; mais ils sont tellement vagues, qu'on n'a pas cru devoir y attacher la moindre importance. Chez les Arabes mêmes dont les travaux ont fourni de si riches matériaux à l'histoire de certaines dermatoses on ne trouve pour ainsi dire pas un mot pouvant s'appliquer à la Scarlatine. Les passages peu nombreux ou Avicenne, Ali-Habbas, Razès traitent d'une maladie ayant quelque rapport avec cette affection sont si peu précis, si obscurs, qu'ils ne prouvent en aucune façon qu'on sût à leur époque et dans leur pays ce qu'était la Scarlatine.

Il faut arriver en 1556 pour trouver dans l'ouvrage d'Ingrassias « *De tumoribus prœter naturam* » paru à Naples, une description qui semble séparer assez nettement la scarlatine des autres affections cutanées avec lesquelles on la confondait jusqu'alors.

En France, c'est seulement en 1578 que Jean Coyttar, de Poitiers, écrit une étude assez complète et assez exacte de la scarlatine, à laquelle il donne le nom de « *Fièvre pourprée épidémique et contagieuse* », la description de la maladie est bien faite, quoiqu'il oublie deux symptômes importants et qu'il aurait dû remarquer : la desquamation et l'anasarque.

Au seizième siècle, l'Italie et l'Espagne furent ravagées par de grandes épidémies que quelques auteurs ont décrites comme étant de nature scarlatineuse. Mais les recherches minutieuses faites à leur sujet ont à peu près prouvé qu'il s'agissait de la diphtérie et non de la scarlatine.

C'est à Sennert, à la suite d'une épidémie survenue à Wittemberg, que nous devons la première description complète de la scarlatine, avec ses symptômes et sa marche habituelle; puis à la suite d'une légère épidémie à Londres, Sydenham reprit cette étude et donna à la scarlatine le nom sous lequel elle a toujours été désignée depuis : c'est donc lui qui en fut le parrain, qui créa l'entité morbide propre de cette fièvre éruptive et qui la classa nettement à part dans le cadre nosologique, à côté de la rougeole et des autres exanthèmes.

Depuis lors, de nombreuses épidémies bénignes ou graves, donnèrent lieu à de non moins nombreux ouvrages et comptes rendus que le cadre de notre travail ne nous permet pas de mentionner. Bretonneau, Trousseau, Guersant, Blache, Sanné, Wells, Blackall, Murray, Wood, Duchateau, Kreuckenberg, Alison, Thore, Barthez, Bouillaud ont étudié à

fond la scarlatine, son histoire, son traitement, ses complications si nombreuses et la prophylaxie de cette affection.

Ces dernières années n'ont, pas plus que les précédentes,
laissé dans l'ombre cette question de la scarlatine, que la
doctrine microbienne ne nous permettait plus d'envisager
sous le même jour que les anciens. Les travaux de Baümler,
de Magnani, de Jackson, d'Illingworth, de Brown, de Couper
de Baginsky, résument l'état actuel de la question à l'étran-
ger. Dans notre pays nous en trouvons d'aussi nombreux, et
aussi intéressants, et parmi tous nous citerons particulièrement ceux de M.M. Guinon, Mascarel, Maunoir, Odent,
Wurtz, Bourges, Dieulafoy, Letulle, Hutinel, Deschamps, et
enfin de M. le Prof. Grancher. Nous y avons trouvé de pré-
cieux renseignements, grâce auxquels nous avons pu mener à
bien ce modeste travail.

DE LA MALIGNITÉ

THÉORIES ANCIENNES

La fièvre scarlatine qui règne actuellement à l'état endé-
mique en Europe, est généralement considérée, surtout en
France, comme une maladie bénigne, à évolution connue et
à peu près constante. Il y a pourtant beaucoup de réserves à
faire au sujet de cette bénignité, bien que les cas de mort
par scarlatine pure, c'est-à-dire sans maladies intercurren-
tes et sans complications, soient choses relativement rares.

Notre siècle, à lui seul, est assez fécond en épidémies de
scarlatine maligne, puisqu'on la voit sévir par deux fois en
Grande-Bretagne et surtout en Irlande, d'abord de 1800 à
1804, puis une seconde fois en 1834. La France n'est pas

épargnée par le fléau et l'épidémie de 1824 est si meurtrière qu'on la comparait alors volontiers au typhus. Aujourd'hui, si l'on veut se faire une idée de l'extrême gravité que peut atteindre parfois la scarlatine, on n'a qu'à feuilleter les aùteurs anglais et aussi les auteurs allemands : les exemples y abondent. A coup sûr, ces formes malignes sont beaucoup plus rares en notre pays; mais on aurait tort de conclure de là à leur non-existence; car malheureusement des faits indéniables et indiscutables prouvent qu'on n'a pas le droit, au début d'une scarlatine, d'affirmer la bénignité de son pronostic.

Un autre point, bien important à ne pas oublier quand on se trouve en présence de cette affection, ce sont les complications qui si souvent l'accompagnent; complications qui deviennent de plus en plus rares dans les services hospitaliers. Nous verrons un peu plus loin comment, grâce aux théories nouvelles, on peut expliquer cette diminution considérable des complications de la scarlatine dans les hôpitaux.

Mais auparavant, nous croyons qu'il ne sera pas sans intérêt de consacrer quelques pages à l'étude de ces deux points :

1°) La malignité en elle-même; chercher à définir, à caractériser cette forme de la maladie et pour ce, passer rapidement en revue les théories anciennes afin de pouvoir les rapprocher des théories différentes que les doctrines scientifiques nouvelles ont permis d'établir;

2°) Les formes malignes et les complications les plus fréquentes de la fièvre scarlatine.

Et d'abord, que doit-on entendre par le mot *malignité?* Cette expression n'est pas neuve, car son origine se confond à peu près avec celle de la médecine. Les plus anciens au-

teurs l'employaient, sans lui donner, il est vrai, de significa-
tion bien précise; en suivant pas à pas les conceptions
différentes que ce mot amenait dans l'esprit de ceux qui
l'employaient, on voit, pour ainsi dire, la science médicale
sortir de ses limbes et gagner peu à peu le grand jour par la
précision de ses termes et la netteté de ses définitions.

Voici comment les anciens comprenaient le mot « malignité. »

Pour Hippocrate, une fièvre maligne était une fièvre pré-
sentant des crises anormales et dont l'issue était incertaine.

Avec les Latins on trouve déjà une division entre la forme
grave d'une affection et la forme maligne.

La première est celle qui a les mêmes symptômes que les
affections similaires, mais plus intenses. Toutefois ces symptômes arrivent progressivement, sans à coup;

La seconde, au contraire, est celle qui frappe tout à coup,
violemment, sans que rien puisse faire prévoir l'attaque.
Elle tient plus du serpent que du lion, dit Dolœus, en parlant
de cette forme « *nec enim leonis robur sed et serpentis
astutia* ».

Puis, pendant une assez longue période de temps, les
théories sur la malignité des maladies ne semblent plus
préoccuper les savants, qui restent presque tous muets à cet
égard.

Avec le xvie et le xviie siècle l'étude est reprise, l'analyse
devient plus serrée et les divisions s'accentuent.

En 1727, Baldinger classe les fièvres en plusieurs genres
et sépare notamment les fièvres *putrides* des fièvres *malignes.*

Les premières ont comme signes la diarrhée, les hémor-
ragies.

Les secondes se caractérisent par la sécheresse de la peau la constipation, l'absence de crises.

En somme, comme dit Dechambre, « la malignité était à cette époque une propriété de la maladie et ce mot n'avait pas foncièrement un autre sens en pathologie qu'en morale ».

Les années qui suivent ne font guère avancer la question. Sydenham n'hésite même pas à accuser ses collègues de comprendre sous le nom de « malignité » leurs erreurs de diagnostic et l'insuffisance de leurs moyens thérapeutiques.

Pinel essaie plus tard une division des fièvres malignes en cérébrales, muqueuses, inflammatoires, etc. Mais il n'arrive pas à préciser les symptômes caractéristiques de chaque forme. Ceux qu'il donne peuvent s'appliquer aussi bien dans un cas que dans un autre et la question reste encore une fois dans le vague et les généralités.

Avec les « organistes » nous entrons dans une voie nouvelle. L'anatomie pathologique venait de jeter un peu de jour sur les théories et les classifications anciennes : ainsi la fièvre typhoïde qu'on rangeait indifféremment jusqu'alors soit dans les fièvres malignes, soit dans les fièvres putrides, devenait une entité morbide particulière et bien déterminée, grâce aux lésions qu'on avait découvertes et qui étaient la caractéristique de cette affection. De même la terminaison par gangrène de certaines fièvres malignes se trouvait expliquée par les embolies ou thromboses artérielles. Le mécanisme des suppurations à distances, dites malignes, devenait compréhensible par les notions nouvelles sur la résorption du pus. Aussi l'on voulut expliquer tous les symptômes des maladies par les lésions que les recherches anatomiques faisaient reconnaître. Malheureusement on était loin de pouvoir les reconnaître toutes et certaines formes graves restaient inexpliquées, faute d'avoir trouvé aucune lésion évidente.

C'est alors qu'apparaît la question si importante du *terrain*, la notion étiologique. En 1871, Dechambre publie un article où nous trouvons ceci. « Il faut, dit-il, attribuer une grande importance à de secrètes dispositions de l'organisme vivant, en vertu desquelles il répond anormalement à l'action offensive des agents morbifères, connus et inconnus, et après une lutte bizarrement accidentée, succombe à une attaque dont, en d'autres circonstances, il se fût dégagé sans peine. »

Ces notions nouvelles de lésions et de terrain avaient donc fait avancer d'un grand pas la question de malignité. Mais suffisaient-elles à elles seules à expliquer tous les phénomènes qu'on avait constatés? Non; et Dechambre est obligé d'accorder le nom de « malignes » à certaines maladies « qui constituent un danger imminent sans signes avant-coureurs » et qui sont pour le praticien « une énigme indéchiffrable par leur marche irrégulière, la différence de leurs manifestations et la mobilité de leurs expressions. »

Jusqu'à ces dernières années, les théories sur la malignité restèrent à peu près les mêmes, avec toutefois une tendance très marquée à faire du « *terrain* » le seul point important et intéressant à considérer dans la question. En effet, Jaccoud écrit. « L'état physique et moral de l'individu frappé, les conditions dans lesquelles il est atteint, le terrain en un mot, voilà tout ce qu'il importe de considérer et je n'hésite pas à transporter de la maladie au malade la formule de malignité si chère aux anciens. »

Et, de son côté, Parrot disait : « Le virus variolique est un, il reste toujours le même, et, s'il se produit chez un malade une éruption confluente, et chez un autre une éruption discrète, cela tient au terrain sur lequel tombe la semence. »

Malgré toutes les discussions, malgré toutes les théories, la question restait donc obscure. Aujourd'hui on a cherché dans des causes diverses l'explication possible d'une forme morbide aux allures si différentes, aux manifestations si mobiles, si irrégulières. On n'a pas abandonné la théorie du terrain dont l'importance n'est ni discutable, ni discutée ; mais on y a adjoint d'autres éléments dont la réunion partielle ou totale a pour résultat cette forme morbide terrible et imprévue : la malignité.

Théorie moderne. — La doctrine microbienne n'a pas peu contribué à jeter la lumière sur cette question. Le « *quid ignotum* », le « *quid divinum* » des anciens, si commodes pour masquer l'ignorance et éviter les explications, ne peuvent plus exister aujourd'hui. Pas plus que d'effets il n'y a de maladies sans causes ; reste à savoir quelles sont ces causes, comment elles agissent, à quoi elles aboutissent. On peut réduire à quatre le nombre des facteurs qui concourent en totalité ou en partie à former la malignité d'une affection. Ce sont :

Le terrain ;

La virulence propre du contage ;

La quantité de microbes absorbés ;

Le mode de pénétration de ces microbes.

C'est à la pathologie expérimentale qu'il appartenait de fournir les preuves de ces assertions. Les preuves abondent aujourd'hui et il suffit de citer quelques expériences pour que le doute ne soit plus permis.

En ce qui concerne la question de « terrain » par exemple, tout le monde sait que le cobaye prend très rapidement la tuberculose tandis que le rat y est absolument réfractaire. L'âne la prend souvent, mais la guérison, chez lui, est la règle. Le chien et la chèvre y paraissent également réfractaires, au contraire de la vache et du cheval qui sont assez sensibles aux injections tuberculeuses, quoique à un degré infiniment moindre que le cobaye. Les preuves ne manquent pas pour des affections autres que la tuberculose; ainsi la rougeole est plus grave au-dessous de trois ans qu'au-dessus; la scarlatine, presque toujours bénigne en notre pays, est généralement très sérieuse chez la race Anglo-Saxonne. On pourrait multiplier à l'infini, ces preuves de l'importance extrême de la question de terrain ; mais c'est chose tellement connue qu'il n'y aurait aucun intérêt à poursuivre une pareille énumération. Un autre point qu'on ne peut oublier en parlant de cette question, c'est la modification apportée au terrain par les maladies antérieures qui favorisent ainsi la réceptivité pour d'autres maladies.

Mais ce qui paraît plus important encore que le terrain au point de vue de la malignité, c'est le degré de virulence propre du contage et la quantité de microbes absorbés. Ainsi, pour prendre toujours des exemples parmi les expériences faites sur la tuberculose, il est avéré, en pathologie expérimentale, qu'on fait cette tuberculose aussi grave qu'on veut avec des germes plus ou moins virulents : 1/50e de milligramme en poids sec injecté à un lapin constitue une dose massive et produit les mêmes effets que 1 ou 2 milligrammes.

Au contraire, si l'on injecte des doses plus faibles, 1/100e ou 1/200e de milligramme, la maladie s'allonge et le terme fatal diffère pour des sujets identiques inoculés en même temps et dans les mêmes conditions : l'un mourra en deux mois, un autre en six mois, un autre en un an; un autre survivra. Ce qui prouve donc bien que les effets ne sont pas les mêmes selon qu'il s'agit d'un contage plus ou moins virulent ou que la quantité de microbes ingérés augmente ou diminue.

Enfin, le quatrième point, le mode de pénétration des microbes n'est pas moins important à considérer au point de vue de la « malignité » que les trois autres. En dehors de la tuberculose que l'on fait différer à son gré selon qu'on pratique les injections sous la peau ou dans le péritoine, l'exemple est peut-être plus frappant avec le charbon : introduit dans le sang, c'est un vaccin ; injecté sous la peau, c'est un poison mortel. L'importance du mode de pénétration du virus est bien établie par de pareils faits.

C'est ainsi que la science comprend aujourd'hui le mot « malignité ». Quelle distance entre ces théories claires, précises, appuyées par des faits et les conceptions fantaisistes et obscures qui avaient abouti à la création du « *génie épidémique.* »

En résumé, les formes malignes de certaines affections, sont la résultante de ces quatre *facteurs :*

Prédisposition individuelle, terrain ;
Exagération de virulence des contages;
Exagération de nombre des contages ;
Mode de pénétration des contages.

Ce sont là faits acquis, et aujourd'hui, il n'est plus guère permis de les mettre en doute. Mais au point de vue clinique, il est un fait important qu'il ne faut pas négliger : c'est que la malignité se subdivise elle-même en deux formes bien distinctes et bien différentes :

Dans la première rentrent les maladies qui atteignent d'emblée le maximum de gravité et d'anomalie, comme la scarlatine foudroyante, la diphtérie hypertoxique, la rougeole infectante (épidémie de Poitiers, 1887). C'est la malignité *précoce, primitive.*

La seconde forme constitue ce qu'on peut appeler la malignité *secondaire,* apparaissant dans le cours de la maladie dont le début avait été ordinaire ou après une évolution normale. Elle répond à deux ordres de causes :

1o Le terrain ;

2o Les infections secondaires.

Nous verrons, dans le chapitre suivant, l'importance extrême qu'il faut attacher à ces infections secondaires.

Principales formes malignes et complications de la scarlatine

Si nous considérons maintenant la malignité au point de vue particulier de la scarlatine, nous voyons que les formes en sont assez nombreuses et assez différentes les unes des autres. Sans entrer dans le détail, nous en énumérerons quelques-unes des plus habituelles.

Forme foudroyante, avec début normal, puis céphalalgie intense, convulsions ou stupeur, et mort dans le coma.

Forme ataxique, nerveuse. Invasion généralement un peu longue. Anxiété précordiale, dyspnée, respiration inégale, suspirieuse. Eruption variable, fièvre violente ou nulle. Pouls irrégulier, petit, fuyant, diminuant continuellement. Convulsions, délire. Coma. Mort.

Forme algide,
Forme adynamique ou *typhoïde,*
Forme hémorrhagique,
Forme syncopale.

Toutes ces formes de scarlatine maligne ont été minutieusement décrites par MM. Jaccoud, Wood et Kennedy. Il est donc inutile d'y revenir.

Mais il y a des cas bizarres, qui participent de l'une et de l'autre de ces formes, et dont la terminaison est la même. Il en existe même qu'on n'a jamais constatés en France et que Baginsky rapporte dans un chapitre de son *Traité des maladies des enfants* : ce sont ceux de jeunes sujets bien portants, atteints subitement de scarlatine, et mourant *en quelques minutes.*

La scarlatine par elle-même peut donc être ou devenir maligne et constituer une affection extrêmement grave. Mais ce qui est plus fréquent dans le cours de cette maladie, ce sont les complications : dans la majorité des cas elles n'entraînent pas la mort après elle; mais elles ne laissent pas d'être souvent très inquiétantes et, à coup sûr, toujours ennuyeuses, car on ne peut jamais prévoir quelles en seront les suites.

En première ligne, il faut placer l'angine diphtéroïde ou pseudo-diphtéritique qui a donné lieu à bien des recherches et à bien des discussions durant ces dernières années. Nous aurons à en reparler dans le prochain chapitre.

Puis les complications rénales, les néphrites, les hydropisies. Ce sont deux médecins anglais, Wells et Blackall qui, les premiers, notèrent la coïncidence habituelle de l'albuminurie et de l'anasarque scarlatineuse avec l'altération du tissu rénal. Depuis, les recherches minutieuses faites à ce sujet ont permis d'affirmer que, à part de rares exceptions, l'œdème scarlatineux est toujours consécutif à l'albuminurie ; celle-ci, d'après M. Barthez, manquerait presque toujours pendant les périodes d'invasion et d'éruption, et serait en quelque sorte l'apanage de la période desquamative. Les opinions émises à ce sujet ont été innombrables, et il faudrait un volume pour les énumérer toutes. De même les théories créées pour expliquer les causes de cette albuminurie. Pour les uns elle est préparée surtout par l'état congestif permanent des reins, état engendré par la suppression des fonctions de la peau ; ils appuient leur opinion sur les expériences de Fourcault, de Balbiani, de Capitan, de Charrin, etc. Pour les autres et parmi eux, M. Bouchard, la néphrite scarlatineuse serait sous la dépendance de principes infectieux, de microcoques qui, par leur accumulation dans les vaisseaux, dans les tubuli, provoquent l'irritation de la glande.

Il ne nous appartient pas d'entreprendre la discussion de ces diverses théories. Le fait qui reste certain, indéniable, c'est que la néphrite est une des complications les plus fréquentes de la scarlatine et, chose plus grave, qu'elle peut passer à l'état chronique, c'est-à-dire être l'origine d'un mal de Bright avec tous ses inconvénients et ses dangers.

Les adénites, celles du cou principalement, apparaissent assez souvent dans le cours de la scarlatine ainsi que les otites moyennes. Les premières sont quelquefois le point de départ d'engorgements des ganglions cervicaux et les secondes peuvent aboutir, à la suite de perforation du tympan, à une surdité plus ou moins complète ou à une otorrhée sans cesse récidivante.

Du côté du cœur, ce sont les endocardites que l'on voit le plus surgir pendant la scarlatine ou à sa suite. Mais elles sont en général peu graves et passent extrêmement rarement à l'état chronique.

N'ayant pas l'intention de faire une étude des complications de la fièvre scarlatine, nous avons à dessein laissé de côté celles qui sont plus rares comme les abcès rétro-pharyngiens, les ictères, la péritonite, la laryngite, la bronchite, la pleurésie, le rhumatisme, la pneumonie, les épistaxis, le purpura, les catarrhes oculaires, etc.

Nous allons voir bientôt que la plupart de ces complications doivent être considérées aujourd'hui comme des infections secondaires, dépendant de l'infection scarlatineuse primitive. Quelles seront donc alors les conclusions pratiques à tirer de ces deux faits : malignité de la scarlatine d'une part et de l'autre ses complications? Elles sont de deux ordres. La première, c'est que le médecin doit toujours réserver son pronostic en face d'une scarlatine au début : il est souvent impossible de diagnostiquer une forme maligne primitive et à plus forte raison, une forme maligne secondaire. — La seconde, c'est qu'il faut toujours prévoir les complications. Or, comme on sait aujourd'hui quel en est ou plutôt quels en sont les agents, il n'est plus permis au médecin de rester inactif. Il possède une arme puissante dont il doit se servir parce qu'elle a déjà fait ses preuves : c'est l'antisepsie. Nous allons maintenant étudier les théories microbiennes de la fièvre scarlatine et ses infections secondaires, pour nous occuper ensuite de la façon pratique dont il faut comprendre et appliquer ces trois choses : antisepsie, hygiène et prophylaxie.

CHAPITRE II.

Microbiologie de la fièvre scarlatine

A cette question : « La fièvre scarlatine est-elle une maladie microbienne ? » la grande majorité des médecins n'hésiteraient pas à répondre aujourd'hui par l'affirmative. Et cependant la démonstration positive d'une telle affirmation serait bien embarrassante. Aussi, les recherches sur la nature microbienne de la scarlatine ont tenté nombre de savants et leurs travaux sont si connus qu'il serait superflu d'y insister. C'est en 1869 que Hallier ouvrit la voie dans laquelle il ne tarda pas à être suivi par Coze et Feltz en 1872, Klebs en 1875, Elkund en 1882, Klamann en 1883. Hallier attribuait à un champignon, le *tilletia scarlatinosa*, des propriétés spécifiques ; Elkund décrivait un microbe le *plax scindens* qu'on trouve en abondance un peu partout, sol, murs humides, etc. Mais comme ces savants n'avaient à leur disposition qu'une technique insuffisante, qu'ils ne faisaient ni cultures, ni isolement à l'état pur, il est difficile de considérer les résultats qu'ils obtinrent comme ayant une grande valeur et d'admettre comme pathogènes de la scarlatine les champignons ou les microbes qu'ils avaient découverts.

C'est en 1885, à la suite de l'épidémie dite de Hendon, que la question entra dans une phase nouvelle. En effet, le 14 décembre de cette année éclata à Sainte-Marylebone une très grave épidémie de scarlatine. Le quartier qui fut le foyer de l'épidémie recevait ses approvisionnements de lait d'une ferme située à Hendon. Or les vaches qui fournissaient ce lait étaient malades : elles portaient sur les trayons des ulcérations qui avaient été précédées de pustules; en outre on avait constaté sur différents points de leurs corps des plaques rouges suivies de la chute des poils. Au contraire les personnes ayant fait usage de lait provenant d'autres vaches saines de la même ferme n'avaient point été atteintes par la scarlatine. Étant donnés ces faits, qu'une enquête sérieuse avait révélé parfaitement exacts, il n'y avait qu'un pas à faire, pour en conclure à l'origine animale de la scarlatine. Ce fut en effet la conclusion de M. Power dans son rapport au *Local Government Board.*

M. Klein fut chargé de faire les recherches bactériologiques à ce sujet. Elles amenèrent un double résultat : d'une part il cultiva le liquide qu'il avait recueilli sur les ulcérations des vaches malades et parvint à isoler un *streptocoque en chainettes.* Inoculé à de jeunes veaux ce streptocoque reproduisit la maladie des vaches de Hendon : congestion et rougeur du pharynx, ulcérations, chute des poils, etc.; d'autre part ayant examiné le sang des scarlatineux et les viscères d'un singe qui avait absorbé du lait contagionné, il retrouva le même streptocoque que celui des ulcérations. Aussi son opinion fut faite et il conclut sans hésiter que ce streptocoque était bien l'agent pathogène de la scarlatine.

Les objections ne tardèrent pas à s'élever, nombreuses, contre cette opinion. M. Duclaux, entr'autres, dit qu'il n'était rien moins que prouvé que la maladie provoquée chez les veaux par l'inoculation du microbe de Klein, était la scarlatine, trouvant avec raison que les symptômes qu'on avait pu relever chez les animaux inoculés n'étaient pas suffisamment caractéristiques de cette affection. De son côté, en décembre 1887, M. Crookshank publia la relation d'une épizootie comparable à celle de Hendon et déclara qu'on ne trouvait là que le cow pox vulgaire, modifié peut-être par la traite ou une infection secondaire. Le coccus qu'il avait isolé était analogue à celui de Klein, mais n'avait aucune propriété scarlatinogène.

Jamieson et Edington reprirent la question. Leurs recherches, basées sur la méthode de Koch, c'est-à-dire offrant un grand caractère de certitude et de précision, furent publiées, dans le *Brit. Med. Journ.* du 6 août 1889 ; elles portèrent d'abord sur l'épiderme desquamé des scarlatineux, ensuite sur le sang. Ils firent des cultures sur plaques et trouvèrent huit micro-organismes dont voici les noms :

Sarcina lutea.

Streptococcus rubiginosus. Non pathogène.

Micrococcus capsaformans. Non pathogène.

Diplococcus scarlatinæ sanguinis. Coccus arrondis de 1 μ. à 1,2 μ., s'élevant à 45 % dans les squames, à 30 % dans le sang.

Ascobacillus de 0,8 μ. de long sur 0,2 μ. de large. Forment des cultures qui ramollissent lentement la gélatine.

Bacillus fulvus. Non pathogène.

Bacillus arborescens. Non pathogène.

Bacillus scarlatinæ. 0,4 μ. sur 1,2. Se trouve constamment dans les squames après la troisième semaine et dans le sang avant le troisième jour. Forme à la surface des bouillons de culture des croûtes assez épaisses. Ramollit rapidement la gélatine. Inoculé à des lapins, ce bacille produit un érythème suivi de desquamation du deuxième au cinquième jour avec fièvre et malaise. Pas de mort. Mêmes résultats chez les cobayes où l'exanthème est suivi de chute de poils.

De cette accumulation dè micro-organismes, deux étaient à considérer : le *diplococcus scarlatinæ sanguinis* et le *bacillus scarlatinæ*. Ce dernier fut inoculé à deux jeunes veaux. Le premier mourut en 24 heures. Le second présenta, au bout de 12 heures, de la fièvre, de l'inflammation de la gorge, de la rougeur du thorax et de l'abdomen. Au sixième jour, la desquamation se fit. Le sang fut examiné et l'on y retrouva le bacillus scarlatinæ accompagné d'un diplocoque que l'auteur considère comme innocent.

La conclusion de toutes ces recherches fut que le *bacillus scarlatinæ* était bien le microbe pathogène de la fièvre scarlatine dont la courte durée d'incubation était expliquée par le rapide développement du bacille.

Le journal « *La Lancet* » publia quelque temps après un article attaquant les conclusions de Jamieson et Edington. Les critiques se résumaient à ceci : les microbes non pathogènes viennent évidemment de l'air; de plus, comment trouver une explication plausible pour ce fait bizarre que le *bacillus scarlatinæ* se trouve dans le sang dès les premiers jours et jamais à la fin, tandis qu'il existerait au contraire dans les squames après la troisième semaine, jamais avant ?

Depuis, une commission nommée par la Société médicale et chirurgicale d'Edimbourg a obtenu des résultats contradictoires à ceux d'Edington. La présence du bacille sur la peau de l'homme est purement accidentelle : il est analogue au *bacillus subtilis* qu'on retrouve un peu partout. D'autre part, le streptococcus est identique au microbe de Klein : c'est un microbe pyogène.

INFECTIONS SECONDAIRES

Malgré ces heurts, malgré ces contradictions, la lumière était donc loin d'être faite au sujet de l'existence et de la personnalité du microbe pathogène de la scarlatine. L'abondance même des micro-organismes surajoutés les uns aux autres avait été une source de grosses difficultés pour les observateurs. Aussi la question fut reprise dans un autre sens. Lenhartz, Babès, Marie Raskin, en cherchèrent la solution dans l'étude des infections secondaires et dans l'examen minutieux des organes principalement atteints dans les complications de la scarlatine. Avant eux, Litten, Heubner, Crooke, Hartmann, Frænkel, Löffler, avaient déjà dirigé leurs recherches dans ce sens; mais les faits qu'ils rapportent perdent beaucoup de leur valeur, parce qu'ils sont presque tous entachés de diphtérie.

L'observation de Lenhartz est, au contraire, bien nette et bien précise : un enfant succombe en dix jours à une scarlatine avec adénite suppurée, ulcération gangreneuse des amygdales et arthrite suppurée. Le pus de l'articulation, la pulpe de la rate, le foie, les reins, les ulcérations du pharynx donnèrent, par l'ensemencement, de superbes cultures de streptocoques. Des souris furent inoculées et succombèrent à une septicémie presque foudroyante.

Dans son travail, Marie Raskin étudie 92 cas de scarlatine dont 31 compliqués soit d'adénite suppurée, soit d'arthrite purulente, soit de synovite séreuse, soit de pleurésie fibrineuse ou de septicémie. Dans 23 cas l'examen porte sur le pus et sur le sang au moyen du microscope et des cultures; dans les cas mortels les organes sont étudiés non moins minutieusement par des coupes et aussi par des cultures; de même, les fausses membranes, le pharynx, les squames (dans 28 cas), la peau (dans 6 cas).

Voici quelques-unes de ses observations .

Observation II. — *Scarlatine.* — *Adénite suppurée.*

Léger exsudat blanc grisâtre sur les tonsilles. Le huitième jour, ensemencement du pus de l'adénite et de fragments de peau. Le pus donne des cultures pures de streptocoques. La peau donne un microcoque. On ne trouve rien dans le sang.

Observation VIII. — *Scarlatine.* — *Synovite suppurée.*

Chez un enfant de 10 ans. Malgré la synovite qui indiquait bien une infection secondaire, les cultures du sang restèrent toujours stériles. Mort au seizième jour. Les ensemencements étant faits, on trouve des streptocoques dans le pus des articulations, des streptocoques et des microcoques dans la rate.

Observation XIV. — *Scarlatine.* — *Pyémie.*

Enfant de 10 ans. Fièvre intense, délire ; pas de diphtérie, pas d'adénopathie : le pharynx reste libre pendant tout le temps. Le malade succombe au dix-huitième jour avec des signes d'affaiblissement progressif du cœur.

Autopsie. — Gonflement du foie et de la rate. Abcès miliaires dans les reins. Pas d'altération de l'endocarde ni des intestins. Poumons hyperhémiés.

Le microcoque retiré du pus et du suc rénal présente beaucoup d'analogie avec le *micrococcus pyogenes tenuis* de Rosenbach. On trouve en outre dans les autres organes un diplocoque ovale et de nombreux coccus rangés partiellement en petits amas.

Observation XVII. — *Scarlatine.* — *Otorrhée.*

Enfant de 4 ans. Otorrhée au treizième jour. Au début le pus donne des cultures presque pures de streptocoques. Le staphylococcus aureus apparaît ensuite.

Observation XXIII. — *Scarlatine légère avec léger exsudat tonsillaire et gonflement des ganglions sous-maxillaires.*

Au dix-septième jour la fièvre persiste encore (38° 5 et 39°). Le sang examiné contenait un streptocoque dont les éléments avaient des formes irrégulières mais qui donnèrent exactement les mêmes cultures que l'autre.

En résumé, ce qui ressort du long travail de M. Raskin, c'est que le micro-organisme que l'on rencontre le plus souvent est le streptocoque pyogène, modifié quelquefois par le terrain scarlatineux. Un cas de scarlatine compliquée de pyémie a permis de trouver un bacille analogue au micrococcus pyogenes tenuis de Rosenbach, et le pus des otites a toujours présenté les *staphylococcus aureus* et *albus*. Donc, à n'en pas douter, le plus important de tous est le streptocoque, tant par sa virulence que par son extension rapide. Mais, à ce sujet, les conclusions de Raskin sont contraires à celles d'Edington puisque, malgré des recherches minutieuses et attentives, elle ne l'a trouvé que très rarement dans le sang et dans les squames, et jamais dans la peau.

Il est une autre complication fréquente de la scarlatine à laquelle nous avons cru devoir donner une place spéciale, tant par son importance elle-même que par les discussions auxquelles elle donna lieu : c'est l'angine diphtéroïde ou pseudo-diphtéritique. Les uns, comme Heubner, en faisaient une affection étroitement liée à la scarlatine; les autres, Cadet de Gassicourt, entre autres, admettaient qu'il s'agissait là d'une diphtérie vraie. D'autres enfin, Trousseau, Laboulbène, Filatow, Odent, prenaient un moyen terme et distinguaient deux formes d'angines : l'une précoce, d'origine purement scarlatineuse; l'autre tardive, vraiment diphtéritique. Il est inutile d'insister sur l'importance d'une telle question, car, suivant que l'on conclura dans un sens ou dans un autre, tout deviendra différent : pronostic, traitement, prophylaxie... Le cadre de notre travail ne nous permet pas de reproduire les discussions nombreuses qui eurent lieu à ce sujet tant en France qu'en Allemagne.

D'ailleurs, M. Sevestre les a résumées d'une façon fort intéressante dans les leçons si instructives qu'il fit à l'hôpital Trousseau en 1889, et il conclut ainsi : « Je considère l'angine scarlatineuse comme distincte de la diphtérie pour plusieurs raisons : en premier lieu, cette angine est essentiellement bénigne, et la guérison, quoique lente, en certains cas, est la règle. Or, il serait étrange que la diphtérie, par ce seul fait qu'elle survient dans le cours d'une scarlatine, cessât d'être la maladie infectieuse si redoutable que nous connaissons. En outre, cette angine ne donne pas la diphtérie. Je n'ai jamais eu à me repentir d'avoir gardé dans la salle des scarlatineux des enfants atteints d'angine précoce pseudo-diphtéritique, et j'eus la satisfaction de les voir guérir. » Et M. Sevestre ajoutait : « La bactériologie nous dira, j'espère, un jour, quelle est la nature de cette angine. »

Les recherches de Wurtz et Bourges, publiées en mai 1890, paraissent avoir résolu la question d'une façon positive. Dans tous les cas d'angine pseudo-membraneuse précoce, ils ont isolé :

Un *streptocoque* (dans tous les cas) et avec lui :
Le *staphylococcus pyogenes aureus* (dans cinq cas);
Le *staphylococcus pyogenes albus* (dans un cas).

Mais ils n'ont pas trouvé le bacille de Lœffler.

Ils l'ont rencontré au contraire dans deux cas d'angines pseudo-membraneuses tardives. Ils en concluent que la production des fausses membranes doit être imputée au streptocoque, et que, dans la grande majorité des cas, l'angine pseudo-membraneuse précoce n'est pas d'origine diphtéritique.

Que résulte-t-il donc de ces nombreuses et diverses théories? Le streptocoque trouvé dans toutes ces recherches est-il donc spécial à la scarlatine, opinion qui semble être celle de Babès dans son dernier travail, ou bien n'est-ce qu'un des streptocoques connus pénétrant dans l'organisme à l'occasion de la scarlatine ? Cette dernière opinion est celle qui tend à s'accréditer aujourd'hui, et Lenhartz ne voit dans le streptocoque de l'érysipèle et celui de la scarlatine « qu'une seule et même espèce modifiée dans le second cas par l'infection première. » Il s'appuie sur ce fait que Heubner contracta un érysipèle de la face en examinant un enfant atteint de diphtérie scarlatineuse. Lœffler et Raskin arrivent à peu près aux mêmes conclusions et, de leur côté, Wurtz et Bourges déclarent dans leur rapport que le streptocoque « par l'aspect des cultures et les effets de l'inoculation aux animaux, est très analogue, mais non identique à celui de l'érysipèle. »

Le fait qui reste indéniable, c'est que ce streptocoque est le plus souvent cause de la mort dans la scarlatine, soit d'une manière précoce et directe (septicémie), soit d'une manière tardive et indirecte (néphrite). En dehors de lui, le virus scarlatineux seul peut-il être mortel? C'est un point d'interrogation auquel l'état actuel de la science ne permet pas encore de donner de réponse.

Néanmoins les connaissances nouvelles fournies par la microbiologie donnaient au médecin des armes nouvelles. On combat plus facilement un ennemi que l'on connaît; et dans la scarlatine, l'ennemi c'est le streptocoque, souvent cause de la malignité, toujours cause des complications ou infections secondaires. Restait à savoir par quelle porte d'entrée il pénétrait dans l'organisme et quelles circonstances favorisaient sa pénétration? Ces questions sont résolues aujourd'hui. La porte d'entrée la plus habituelle du streptocoque est le pharynx. En effet, il rencontre là toutes les conditions favorables pour se développer et pénétrer plus avant. D'abord, à l'état sain, ainsi que l'a montré Netter, ce streptocoque se rencontre environ dans la proportion de 5,5 %, dans la bouche.

Avec la scarlatine, la muqueuse pharyngienne s'enflamme d'une façon précoce et intense; l'épithélium s'altère, tombe et favorise ainsi la pénétration du micro-organisme. Il faut ajouter à cela la richesse de cette région en lymphatiques, et l'on sait que ces vaisseaux forment la voie la plus habituellement employée par les bactéries pour se disséminer dans l'organisme; c'est ce qui explique pourquoi ils sont si souvent les agents de l'infection. Il faut ajouter d'autres causes à celle-là, telles que la position couchée du malade et l'impossibilité où il est de cracher et de débarrasser ainsi son pharynx.

En résumé, si nous ne savons rien du microbe scarlatinogène, nous sommes fixés sur les complications de la scarlatine, leur nature, leur origine, leur porte d'entrée. Ces connaissances, qui sont le résultat de si nombreux et si intéressants travaux, ont-elles des conséquences au point de vue pratique? Il serait puéril de chercher à le nier. Avec elles, en effet, se sont élargies l'action et la thérapeutique du médecin. Connaissant la nature du microbe, il fallait chercher à le détruire; connaissant la voie qu'il suivait pour pénétrer dans l'organisme, il fallait s'efforcer de lui barrer cette voie et l'empêcher d'aller plus avant. L'antisepsie fournissait les armes nécessaires à la lutte, et dès qu'on a pu l'appliquer rigoureusement et minutieusement les résultats obtenus ont été merveilleux.

Nous allons étudier, dans le chapitre suivant, comment on comprend et comment on applique aujourd'hui l'antisepsie dans la scarlatine.

CHAPITRE III

Prophylaxie de la scarlatine à l'Hôpital des Enfants-Malades

Nous venons de voir dans les chapitres précédents comment on comprend aujourd'hui la *malignité* et comment les complications de la scarlatine peuvent être presque toutes mises sur le compte des infections secondaires. Quel est donc le devoir du médecin en présence d'une fièvre éruptive et contagieuse telle que la scarlatine, dont les suites sont quelquefois si graves ? M. le Professeur Grancher, dans un article publié en 1890 par la *Revue d'Hygiène* s'est chargé de répondre à cette question : « La prophylaxie des maladies contagieuses, dit-il, est une des questions les plus intéressantes de la médecine moderne. Il s'agit de préserver les voisins du malade, ceux qui l'entourent contre la contagion ; il s'agit aussi de préserver le malade contre ses voisins et *contre lui-même* si on veut éviter les infections secondaires toujours si redoutables. Pour cela nous avons deux moyens : l'*isolement* et l'*antisepsie*. »

Ces deux moyens ont été mis en pratique, à l'hôpital des Enfants-Malades notamment, et malgré bien des défectuosités les premiers résultats obtenus furent assez satisfaisants pour montrer que la voie dans laquelle on s'était engagé était la bonne. Laissant de côté les pavillons de diphtérie et de rougeole créés en 1882 et en 1889, dont les résultats connus ont été publiés et discutés, nous allons nous occuper particulièrement du pavillon d'isolement de la scarlatine ouvert le 21 décembre 1889. Nous allons voir ce qui s'y fait et comparer les résultats obtenus depuis la création, avec ceux des années précédentes.

Au point de vue du pavillon lui-même, tout serait intéressant à dire et à décrire, depuis le double plancher jusqu'aux doubles fenêtres et aux carreaux mobiles permettant d'obtenir constamment cette antisepsie primitive et indispensable : la propreté. Mais, quoique fort intéressants et instructifs, ce sont là des détails d'architecture hygiénique, en quelque sorte, sur lesquels le cadre de notre travail ne nous permet pas de nous étendre.

Entrons donc dans le pavillon et voyons comment sont traités les jeunes malades. Mais auparavant nous trouvons dans la petite entrée une collection de blouses grises à collet liséré de rouge : chacun doit en passer une par-dessus ses vêtements de ville, et nul n'est admis dans les salles sans s'être préalablement revêtu de cette blouse protectrice contre le germe contagieux.

Ainsi vêtus, pénétrons dans le couloir qui sépare les deux salles : d'un côté les filles, de l'autre les garçons. A travers les vitres d'une netteté irréprochable, on est frappé de l'aspect tout particulier que présentent ces salles : cela ne ressemble guère à une salle d'hôpital ordinaire : l'air et la lumière y ont leurs grandes entrées, au contraire de la poussière qui est sévèrement proscrite et dont on chercherait vainement la trace dans le plus petit coin. Les parquets en bois naturel, sans cire ni peinture, sont aussi parfaitement propres que les murs et le plafond; les lits alignés sur leurs rainures ressortent par la blancheur de leurs draps, et les petits malades qui les occupent ont eux-mêmes un aspect de gaieté qu'on ne s'attendait guère à rencontrer. Mais ce n'est qu'à force de patience, de dévouement et de conviction qu'on est arrivé à obtenir de pareils résultats. Et dans les éloges que pareils faits méritent, chacun a le droit de prendre sa part, maîtres, élèves, directeur, infirmières.

Une fois entré dans les salles on peut examiner les malades; mais si l'un d'eux présente une complication, si légère soit-elle, aussitôt l'examen terminé, on retire la blouse qu'on a prise en entrant et elle est immédiatement portée à l'étuve à désinfection. On se lave les mains dans une solution de sublimé, on passe une nouvelle blouse propre et on continue la visite. Quand on quitte définitivement le pavillon, mêmes précautions : la blouse est jetée dans un coin pour être désinfectée, et les mains sont lavées dans une solution antiseptique. De cette façon il est bien difficile de transporter d'un lit à un autre ou au dehors le germe contagieux.

Mais ce qu'on ne peut voir ni comprendre quand on ne vient dans le pavillon qu'en simple visiteur, ce sont les soins minutieux et de chaque instant qu'exige une bonne antisepsie. Prenons par exemple une journée ordinaire et voyons comment elle est remplie. Tout d'abord nettoyage de la salle, indépendamment du lavage en grand qui se pratique une fois par semaine; pour ce dernier tous les lits sont poussés à un bout de la salle, une toile tombe et forme séparation : les murs, le plafond, le parquet et les carreaux du côté vide sont alors nettoyés à fond et aspergés d'une solution antiseptique. L'autre côté de la salle subit ensuite le même sort. Outre cela, une fois par mois le parquet est démonté et le dessous est désinfecté avec le plus grand soin.

Voici pour ce qui regarde l'antisepsie du milieu où vit le

petit malade. Que fait-on pour lui maintenant? Chaque matin, on nettoie soigneusement la gorge et la bouche de tous les enfants *sans exception,* en faisant une irrigation d'un liquide antiseptique tiède (eau boriquée à 3 °/₀). Pour cela, chacun d'eux a deux canules constamment conservées dans de l'eau phéniquée : elles lui sont personnelles et ne servent qu'à lui seul. De plus, si le malade a du coryza, si léger fût-il, l'irrigation porte également sur les fosses nasales. Présente-t-il, en outre, quelques fausses membranes sur les amygdales, aussitôt on les enlève à l'aide d'un tampon sec; puis, à l'aide d'un autre tampon d'ouate hydrophile, on badigeonne les amygdales et les parties voisines avec une solution de glycérine boriquée à 1/10. L'antisepsie absolue de la gorge et de la bouche est donc ainsi assurée; pour celle des fosses nasales, en dehors des irrigations accidentelles qu'on fait en cas de coryza, on introduit dans les narines de tous les enfants un petit tampon de coton hydrophile imbibé d'huile de vaseline boriquée. Cette mesure est appliquée tous les matins sans exception.

Outre ces précautions, chaque petite fille a sa vulve lavée tous les jours avec de l'eau boriquée tiède et, tous les deux jours, règulièrement, on fait l'analyse des urines de chaque enfant.

L'heure du repas arrive. Tous les enfants qui peuvent manger ont de nouveau leur bouche et leur gorge désinfectées. Puis ils reçoivent sur leurs lits un petit panier en fil de fer contenant : leur couvert, l'assiette, la serviette et le verre. Aussitôt le repas terminé, le tout est emporté, et l'on plonge dans l'eau bouillante, deux fois de suite dans deux étuves différentes, contenant et contenu. Mêmes précautions à tous les repas, toujours précédés de l'antisepsie de la gorge et de la bouche, qu'on pratique une dernière fois le soir, avant le sommeil des enfants.

On voit donc quels soins et quelles précautions demande cette antisepsie particulière de la gorge et de la bouche, dont l'importance est capitale dans la scarlatine. Il est inutile de rappeler qu'aucune des autres précautions d'antisepsie générale ne doit être négligée, telle que l'enlèvement immédiat des déjections, des crachats, etc., en un mot, de tout ce qui constitue un danger permanent de contagion.

Quant au régime des enfants en traitement au pavillon des scarlatineux, il est simple et peut se réduire à ceci : jusqu'au dixième jour, régime lacté absolu. Puis potages, légumes, viandes, etc., progressivement. Au trentième jour, premier bain. De quatre à huit jours après, second bain et sortie. Ceci ne se fait que si la desquamation est très légère et ressemble à une sorte de poussière : dans ce cas les bains suffisent. Mais si la desquamation est plus importante, on enduit le corps avec une graisse antiseptique, huile ou vaseline : les squames se trouvent alors pour ainsi dire fixées, et comme elles sont une source capitale de contagion, on comprendra, qu'en les immobilisant de cette façon on évitera la dispersion et la propagation des germes contagieux, point important à obtenir, surtout dans la scarlatine.

Statistiques

Mais quand on parle d'innovations hygiéniques, et de mesures prophylactiques, il ne suffit pas d'en vanter les bienfaits, il faut pouvoir prouver par des faits matériels la vérité de ce que l'on avance. C'est alors que les statistiques trouvent leur place et les chiffres deviennent plus éloquents que les plus longs éloges. C'est pourquoi nous avons recherché ce qui se passait à l'hôpital des Enfants-Malades au point de vue de la scarlatine avant l'ouverture du pavillon d'isolement, et les résultats obtenus depuis. Grâce à l'obligeance du personnel de l'administration, notre tâche s'est trouvée singulièrement facilitée et voici les chiffres que nous avons trouvés :

Année 1886.

173 entrants dont 82 garçons et 91 filles.
Décès, 37, ce qui donne un taux de mortalité de 21,4 %.

Année 1888.

105 entrants, dont 63 garçons et 42 filles.
Décès, 28. Taux de mortalité 16,66 %.

Année 1889.

68 entrants. Décès, 9. Taux de mortalité 13,50 %.

Nous n'avons pu avoir les chiffres de l'année 1887. Mais nous devons faire une remarque : c'est que, durant ces quatre années, les enfants atteints de cette affection étant encore dispersés dans les salles communes, rien ne permet de donner exactement le chiffre des malades atteints *postérieurement* à leur entrée à l'hôpital.

Le 21 décembre 1889 on inaugurait le pavillon d'isolement affecté aux scarlatineux. Les observations devenaient alors plus faciles et les résultats plus exacts.

Voici ces résultats :

Pendant le cours de l'année 1890, il y eut 178 entrants dont 92 garçons et 76 filles. Le nombre des décès fut de 9 ; ce qui donne comme taux de mortalité 5,5 %.

Sur ces 178 cas de scarlatine il y en a 65 qui se sont déclarés postérieurement à l'entrée des malades à l'hôpital. 11 d'entre eux ont été transférés au pavillon d'isolement après un séjour d'un à quatre jours dans les salles communes; 7 après un séjour de cinq à huit jours; 17 après un séjour de huit à quinze jours; 12 après un séjour de quinze à trente jours, et 18 séjournèrent au-dessus de trente jours ; 4 venaient du pavillon des rubéoleux et 7 de celui de la diphtérie.

Il y eut donc 65 transferts sur le total des 178 cas de scarlatine.

Et si l'on examine le détail des décès on verra qu'ils portent principalement sur ces transferts; ce qui jette immédiatement cette idée dans l'esprit, que la mort a dû plutôt être causée par la maladie primitive que par la scarlatine.

Voici le détail des 9 décès attribués à la scarlatine durant l'année 1890.

1) Blondeau, fille de vingt-neuf mois. Entrée à l'hôpital le 12 octobre 1889. Passée au pavillon spécial le 12 janvier 1890. Morte le 14 janvier. Séjour au pavillon : quarante-huit heures.

2) X..., garçon de quinze mois, entré le 6 janvier, salle Bouchut. Passé au pavillon le 27 janvier. Mort le 29. Séjour : quarante-huit heures.

3) X..., Fille de trois ans; entrée salle Baudelocque le 8 mars. Passée au pavillon le 8 avril. Morte le 17. Séjour : neuf jours.

4) X..., Garçon de cinq ans et demi. Entré à Trousseau le 26 mars. Passé à la scarlatine le 22 avril. Mort le 23. Séjour: vingt-quatre heures.

5). X..., garçon de deux ans; venu du dehors. Entré directement au pavillon le 28 mai. Mort le 24 juin.

6). X..., garçon de deux ans. Entré le 22 mai au pavillon des rubéoleux. Passé à le scarlatine le 5 juin, mort le 7. Séjour 48 heures.

7). X..., garçon de quatorze ans. Entré salle Mollard, le 11 juin. Passé à la scarlatine le 21 juin. Mort le 22. Séjour : vingt-quatre heures.

8). X..., garçon de sept ans ; entré directement au pavillon le 2 juillet. Mort le 6.

9). X..., garçon de huit ans. Entré directement au pavillon le 11 août. Mort le 22.

Pas de décès dans le dernier trimestre.

En résumé, les neuf décès de l'année 1890 se décomposent ainsi qu'il suit:

Trois malades, entrés directement au pavillon d'isolement de la scarlatine:

Cinq malades, morts 24 ou 48 heures après leur entrée au pavillon, venant des autres salles où ils étaient restés plus ou moins longtemps pour le traitement de l'affection qui avait motivé leur entrée à l'hôpital.

Une malade, morte 9 jours après son entrée au pavillon, venant d'une salle où elle avait séjourné 1 mois.

Année 1891

Le premier semestre de 1891 a donné les résultats suivants:

102 cas de scarlatine, donc 26 cas intérieurs se décomposant en 7 garçons et 19 filles.

Les décès se sont élevés au nombre de 6. La moyenne de la mortalité pour le premier trimestre de 1891, est donc de 5,88 %.

Étant donnés ces résultats détaillés, est-il bien juste de mettre au compte de la scarlatine tous les décès qu'on lui attribue ? Une statistique plus serrée ne serait-elle pas nécessaire pour aboutir à une exactitude plus rigoureuse ? Nous croyons que si ; mais elle est difficile à obtenir pour le moment, à cause des difficultés matérielles que l'on rencontre.

Voici par exemple ce qui s'est passé au point de vue des décès, pendant le premier semestre de 1891. Sur les six enfants morts, un seul était entré directement au pavillon d'isolement : c'est le nommée Paul Schmesser, âgé de treize ans, entré le 18 février et mort le 23 février. Les cinq autres étaient entrés à l'hôpital pour des affections autres que la scarlatine et n'ont été transportés au pavillon qu'après un séjour plus ou moins long dans les autres salles. De ceux-là nous citerons trois cas que nous avons été à même d'observer durant les trois mois où M. le prof. Grancher, dont nous suivions le service, était chargé du pavillon de la scarlatine.

Observation I. — Ida Gangler, âgée de 23 mois, entre le 31 mars à la salle Bilgrain. Le 2 mai on la fait passer au pavillon de la scarlatine. Examinée aussitôt, on ne trouve pas trace d'éruption. Cependant celle-ci aurait été constatée salle Bilgrain, le matin même du passage. L'état général est mauvais : la face est cyanosée, la dyspnée est intense ; on trouve tous les signes d'une bronchopneumonie qui est diagnostiquée tuberculeuse, d'après l'état de cachexie de l'enfant. Elle succomba le soir même de son entrée au pavillon. L'autopsie pratiquée avec soin fit reconnaître l'exactitude du diagnostic.

Observation II. — Emma Foubert, âgée de 3 ans, entre à l'hôpital, salle de Chaumont, le 14 avril, pour une fièvre typhoïde. Le 2 mai elle passe à la scarlatine. Elle aurait présenté dans le service qu'elle quittait une éruption qu'on n'a pas pu constater au moment de son entrée au pavillon ; les jours suivants on ne vit se produire aucune desquamation. Il s'agissait probablement d'un érythème scarlatineux dans le cours d'une fièvre typhoïde. Mais au premier examen l'enfant présentait à la partie latérale droite de l'abdomen cinq plaques de gangrène cutanée (gangrène disséminée de la peau). Ces plaques ont évolué suivant leur marche habituelle, laissant après la chute de l'escharre une ulcération peu profonde. Quelques jours après, une plaque analogue se développa sur l'aile droite du nez ; elle envahit progressivement la joue droite, les parties profondes du nez, le voile du palais, etc., et l'enfant succomba à la septicémie le 21 mai.

L'autopsie laissa voir un foie très gras et une rate assez grosse, comme on la trouve en général dans les infections. On fit des cultures de streptocoques dans le sang de la rate. On ne trouva pas de broncho-pneumonie, mais seulement une congestion intense des poumons.

OBSERVATION III. — Reine Dupré, âgée de 2 ans 1/2, entrée salle Guersant (rougeole), le 23 mars. Passe à la scarlatine le 7 mai. Cette malade était bien atteinte de scarlatine ; mais elle avait contracté depuis quelque temps déjà une broncho-pneumonie à laquelle elle succomba le 10 mai, trois jours après son passage au pavillon d'isolement. A l'autopsie on trouva, outre une broncho-pneumonie bien caractérisée, une lésion cérébrale double. La petite malade avait d'ailleurs été déjà soignée pour de la paraplégie.

Ces trois observations sont suffisantes. Si nous les résumons, nous trouvons en effet, sans qu'il soit possible de le nier, que ces trois décès ont eu pour causes : deux fois la *broncho-pneumonie;* — une fois la *gangrène* et l'*infection,* qui existaient toutes *avant l'entrée du malade au pavillon d'isolement.* Cela n'empêche pas que ces trois morts seront mises au compte de la scarlatine et figureront comme telles dans les statistiques de fin d'année.

Il faut donc bien avouer que les chiffres qu'on donne ne sont pas d'une exactitude rigoureuse. Mais en tout cas ils ne pèchent que par excès, puisqu'on attribue à la scarlatine beaucoup plus de décès qu'elle n'en cause en réalité.

Cependant les résultats obtenus suffisent amplement à nous édifier sur les bienfaits du pavillon d'isolement où l'on met en pratique une antisepsie intelligente et sévère. Avant sa création, en effet, la mortalité par scarlatine s'élevait toujours à une moyenne de 20 % environ. Depuis l'ouverture du pavillon, nous trouvons que cette même mortalité n'est plus que de 5,05 %. Un tel résultat se passe de commentaires.

Une objection a été faite à la façon dont le service du pavillon d'isolement de la scarlatine était assuré. On sait que chaque chef de service le prend à son tour et le garde pendant trois mois, sans préjudice de son service ordinaire. Aussi, disait-on, il arrivera constamment que le médecin ou ses élèves, venant du pavillon d'isolement dans les salles communes, apporteront avec eux le germe infectieux de la scarlatine et seront par là même une nouvelle source de contagion. Ce sont encore des chiffres qui vont nous servir à réfuter cette opinion.

Nous avons vu qu'en 1890, il y avait eu 65 cas intérieurs de scarlatine. Or, en recherchant le nombre de cas de scarlatine qui s'étaient déclarés cette année-là dans les services dont le chef était simultanément chargé du pavillon d'isolement, nous avons trouvé les résultats suivants :

SERVICE DE M. LE PROF. GRANCHER
1 cas, salle Bouchut, en janvier.

SERVICE DE M. LE Dr OLLIVIER
1 cas en avril et 1 cas en juin, salle Gillette.

SERVICE DE M. LE Dr D'HEILLY
2 cas en juillet. — 1 cas en août.
Néant dans le dernier trimestre.
Au total *six cas*.

En admettant même qu'on ne veuille pas voir là une simple coïncidence, il faut avouer que 6 cas de contagion intérieure sur 65 ne sont pas faits pour incriminer la simultanéité des deux services : salle commune et pavillon d'isolement.

Que faut-il donc conclure de tout ce qui précède? C'est que, malgré bien des défectuosités, l'isolement et l'antisepsie dans la scarlatine ont fait leurs preuves. Ce sont vraiment les seuls moyens prophylactiques. Mais, comme le disait M. le prof. Grancher, dans une de ses leçons : « L'isolement tel qu'il est pratiqué à l'hôpital des Enfants-Malades, ne suffit pas encore. » Il serait à désirer en effet que la sélection des malades se fît dès la porte de l'hôpital, pour ainsi dire. Et, lorsque le diagnostic serait impossible ou même douteux, il faudrait envoyer les malades dans des salles d'observation où ils resteraient le temps nécessaire à l'établissement d'un diagnostic ferme, pour être dirigés ensuite vers les pavillons spéciaux. On réduirait ainsi à son minimum, croyons-nous, la contagion, sans espérer cependant la supprimer tout à fait, étant donnée la promiscuité des différents services et les erreurs inévitables de diagnostic.

Depuis longtemps, d'ailleurs, les étrangers ont compris toute l'excellence de ces mesures et nous ont donné un exemple qu'il serait bon de suivre. Voici, en effet, quelques détails que nous trouvons dans une brochure de notre excellent maître H. Huchard, sur sa mission scientifique en Russie (année 1890). « Le recrutement des malades, dans les hôpitaux russes, se fait par l'intermédiaire des *ambulatoria* (hôpitaux de consultations), disséminés dans la ville. Après avoir été bien examiné, le malade est reçu à l'hôpital. Alors, si son affection est encore inconnue ou douteuse, il est conduit dans une salle d'attente jusqu'à son transport dans une salle réservée à la pneumonie, à la fièvre typhoïde, à la variole, à la scarlatine, etc., s'il est atteint d'une de ces maladies contagieuses. » Viennent ensuite quelques détails sur l'aménagement intérieur des salles, dont les lits « sont munis de sommiers métalliques et de matelas rembourrés de crin végétal ou de foin que l'on brûle après la sortie de chaque malade atteint de fièvre infectieuse. Et, pour donner une idée de la vigilance extrême avec laquelle on met en pratique ces principes d'antisepsie hospitalière, il suffit de rappeler que dans certains hôpitaux, la clinique de Villiers, par exemple, les malades sont, en été, transportés dans des baraques en bois qui restent libres pendant l'hiver afin de permettre leur parfaite désinfection. »

L'Allemagne a compris, elle aussi, que c'était dans la pratique de l'isolement et de l'antisepsie que se trouvait le véritable moyen de prophylaxie contre les maladies contagieuses.

En effet, d'une lettre personnelle écrite par le Dr Baginsky à M. le Dr Dluski, qui nous l'a obligeamment communiquée, nous extrayons le passage suivant :

« En ce qui concerne l'isolement dans la scarlatine et la diphtérie, il se trouve à l'établissement : « *Kinderkrankenhaus Kaiser und Kaiserin Friedrich* » (Hôpital des Enfants-Malades de l'Empereur et de l'Impératrice Frédéric), un pavillon affecté à chacune des deux maladies. Chacun de ces pavillons contient 45 lits et est organisé de la façon la plus perfectionnée. Ils sont tous deux absolument isolés ; chacun a son propre médecin et ses infirmières continuellement isolées. Le linge est stérilisé par des courants de vapeur d'eau, de sorte qu'aucune contagion ne peut être transportée dans une autre partie de l'hôpital, ce qui, d'ailleurs n'a pas eu lieu jusqu'à présent. »

Il n'y a rien à ajouter à de tels faits, sinon qu'il serait désirable que, dans notre pays, on comprît l'absolue nécessité de ces mesures prophylactiques et que, par une exécution rapide des réformes nécessaires, nous puissions nous mettre à la hauteur des pays étrangers au point de vue pratique, puisque nous ne nous sommes jamais laissé dépasser au point de vue scientifique et intellectuel.

CHAPITRE IV

Prophylaxie de la fièvre scarlatine à la ville

Si nous résumons tout ce qui précède, nous voyons que la scarlatine est, à n'en pas douter, une maladie microbienne; que ses complications sont le plus habituellement dues à des infections secondaires; — que les moyens prophylactiques mis en usage à l'hôpital des Enfants-Malades ont donné d'excellents résultats.

Il était donc naturel de se demander si les malades de la ville ne pourraient pas et ne devraient pas profiter des connaissances nouvelles apportées par la science microbiologique. Car, avec ces connaissances, le rôle du médecin s'est trouvé singulièrement agrandi. Quand il pouvait autrefois se contenter de soigner, il doit aujourd'hui soigner et protéger; et cette protection ne concerne pas seulement la famille du malade, mais encore le malade lui-même contre les infections secondaires; et, l'on pourrait ajouter, toute la clientèle du médecin. Car personne n'ignore les cas trop nombreux où le médecin servit de véhicule pour le transport du germe contagieux.

Le médecin qui traite une scarlatine a donc un triple devoir.

Protéger son malade;
Protéger l'entourage;
Se protéger lui-même.

Mais avant d'entamer ce sujet, deux questions se posent naturellement à l'esprit :

A quelle période la scarlatine est-elle contagieuse, et quand cesse-t-elle de l'être?

Comment la contagion se produit-elle?

Les faits cités par Girard (de Marseille), Trousseau, Mabboux, Sevestre, prouvent que la scarlatine est contagieuse à toutes ses périodes. Randsome cite même deux cas où la contagion a paru se faire 12 à 15 heures avant l'apparition de l'exanthème, ce qui paraîtrait rendre la scarlatine contagieuse même à la période pré-éruptive.

Quand cesse-t-elle de l'être? c'est une question à laquelle il est bien difficile de répondre d'une façon précise, et le médecin traitant peut seul être juge du moment où le malade n'est plus contagieux. On admet, en général, que la contagion n'existe plus au bout de cinq à six semaines.

Quant à la façon dont se transmet la scarlatine, on peut répondre que la transmission est tantôt directe, tantôt indirecte. Elle est directe quand l'éruption se montre sur une personne ayant été en contact avec un scarlatineux : indirecte si c'est une tierce personne qui transporte la maladie d'un malade à un autre, tout en restant elle-même absolument indemne; mais, ajoute Sanné, il faut pour cela que la personne qui sert d'agent de transport ait eu un contact intime et prolongé avec le malade. Les Anglais admettent que le lait peut servir de véhicule au germe contagieux de la scarlatine. Quant à la vitalité de ce germe, elle est extrêmement grande : l'exemple de la lettre partant d'un point contaminé et allant infecter un endroit indemne à plusieurs centaines de kilomètres du premier, est classique. On pourrait multiplier à l'infini des faits analogues.

C'est pour cela même qu'il faut déclarer à ce germe contagieux une guerre 'acharnée. Plusieurs moyens ont été essayés pour assurer l'immunité aux personnes indemnes : ils ont tous plus ou moins échoué. Nous citerons entre autres les tentatives d'inoculation et l'emploi de la belladone, sans parler des différentes substances qu'on a préconisées tour à tour : soufre doré d'antimoine, mercuriaux, sulfophénate de soude, sulfate de quinine, etc.

L'inoculation n'a donné que des résultats bien décevants pour ceux qui la tentèrent les premiers. Pour la belladone elle a eu et a encore aujourd'hui de nombreux partisans. Cependant la confiance qu'on serait disposé à lui accorder diminue considérablement en présence des faits que cite West : dans une épidémie observée par Balfour, il y eut deux cas de scarlatine sur soixante-quinze enfants prenant de la belladone et deux cas sur soixante-seize enfants ne prenant rien du tout; ou de celui-ci, que rapporte M. Sevestre: « Je voyais en ville, dit-il, une petite fille atteinte de coqueluche à laquelle je donnais depuis plusieurs semaines de l'atropine à forte dose; une de ses sœurs ayant été prise de scarlatine, elle fut à son tour atteinte au bout de quelques jours de la même maladie, bien qu'elle fût, je le répète, depuis longtemps sous l'influence de l'atropine. »

En réalité, nous possédons aujourd'hui deux moyens prophylactiques très puissants en face de maladies contagieuses telles que la scarlatine : ce sont l'isolement et l'antisepsie. On peut dire en outre qu'ils forment le meilleur du traitement de cette affection, et le médecin qui refuserait de les mettre en pratique serait, à notre avis, absolument coupable. Car l'ignorance où nous sommes encore de la personnalité du microbe pathogène de la scarlatine laisse la thérapeutique un peu désarmée, surtout dans les cas graves. Ce qui réussit encore le mieux dans les formes hyperthermiques, c'est le traitement par les bains froids, donnés soit en bains véritables, soit en simples lotions sur tout le corps. L'observation suivante en est un bel exemple.

Scarlatine hyperthermique chez un enfant de cinq mois.

Observation des Drs M. Bloch et Vicente.

D. enfant de 5 mois élevé au sein, atteint de scarlatine. Eruption prédominante aux cuisses et sur le bas ventre, peu prononcée aux autres parties du corps et presque absente à la face.

Pas d'albuminurie. Léger catarrhe de la gorge et congestion tubulaire des reins, car les urines ont été supprimées pendant quelque temps. Vers le deuxième jour de l'éruption, la fièvre augmente pendant la nuit, l'enfant est très agité. Le lendemain vers deux heures, il est atteint de convulsions cloniques qui durent environ 18 minutes. La température prise à ce moment est de 43º (température rectale prise trois fois de suite par trois thermomètres différents et reconnus exacts).

Bain sinapisé sous tiède de cinq minutes. Aspersion sur le corps au moyen d'une éponge de l'eau du bain. La tête est entourée de compresses imbibées d'eau fraîche et renouvelées de cinq en cinq minutes pendant plusieurs heures. Au bout d'une heure la température tombe à 42º, puis à 41º. Dans la soirée elle se maintient autour de 40º. Après être restée à 38º, la température tombe à 37º 5, le 4e jour ; desquamation peu prononcée ; pas d'albuminurie ; retour complet à la santé. Outre les bains et les affusions, on a donné à l'enfant, au moment de la fièvre, de petites doses de chloral, de teinture de digitale, de camphre et de bromure de potassium.

Le vingt-sixième jour l'enfant part à la campagne complètement guéri.

Malheureusement on se trouve quelquefois en présence de formes malignes non hyperthermiques qui laissent le médecin absolument désarmé. Témoin cette observation inédite que nous devons à l'obligeance de M. le Prof. Grancher. Il s'agit d'une scarlatine maligne à forme bulbaire.

Scarlatine maligne à forme bulbaire. — Mort.

Le samedi 4 avril, Mlle X..., 18 ans, forte, robuste, toujours bien portante jusque-là, est prise de maux de tête.

Le dimanche elle déjeûne et dîne avec sa famille et se couche à 9 heures du soir. Au milieu de la nuit elle a quelques vomissements.

Le lundi 6 la température monte à 40°; la malade se plaint toute la journée d'une profonde courbature; elle prend quelques bouillons.

Le mardi 7 une éruption très rouge apparaît. Le diagnostic de scarlatine est fait. Au milieu de la journée la température est encore à 40°. On donne 2 grammes d'antipyrine. Le soir la température tombe à 39°; mais la malade est agitée, nerveuse. A onze heures la fièvre est encore un peu vive; la respiration est irrégulière, suspirieuse; la coloration du visage et surtout des conjonctives est intense. Faiblesse extrême du pouls : il bat 120 fois, très également, très régulièrement, mais mou et faible. Rien au cœur, rien dans le péricarde, rien dans les poumons, sauf un peu d'inégalité du murmure vésiculaire.

Le mercredi 8 au matin pas d'autres symptômes que la très grande faiblesse du pouls. Un peu d'agitation : la malade a toujours les bras hors de son lit. A deux heures le pouls bat 140, extrêmement faible. Les extrémités des doigts sont un peu froides et légèrement violacées. A trois heures injection sous-cutanée d'éther. A 4 heures l'agitation cesse. La malade tombe dans un état semi-comateux dont on la sort difficilement pour répondre aux questions qu'on lui pose. Le pouls est alors incomptable et insaisissable. Le cœur bat avec une rapidité inouïe. A 6 heures la malade meurt.

Ces formes sont heureusement fort rares; mais bien qu'elles soient l'exception, on ne doit jamais oublier la possibilité de leur existence.

Nous disions tout à l'heure que les deux moyens prophylactiques réellement efficaces que nous avons aujourd'hui à notre disposition sont l'isolement et l'antisepsie. Nous avons vu au chapitre précédent les excellents résultats auxquels on était arrivé au pavillon d'isolement de la scarlatine des Enfants-Malades. Il nous reste maintenant à étudier la façon dont le médecin doit comprendre dans sa clientèle l'application de ces moyens tant au point de vue de ses malades qu'à son point de vue personnel.

Tout d'abord le médecin doit bien se pénétrer de cette idée que la première des antisepsies doit être une *minutieuse propreté*. Aussi avant d'examiner le malade il devra demander de l'eau, du savon et une brosse afin de pouvoir se laver les mains et se brosser les ongles. Si cela est possible, il devra ajouter à l'eau dont il se sert un liquide antiseptique quelconque ; à défaut de ce liquide antiseptique on pourra se contenter d'un peu d'alcool, de vinaigre, d'eau de toilette, d'huiles essentielles, etc. Cela fait, avant de pénétrer dans la chambre du malade le médecin doit échanger son vêtement de ville soit contre une blouse, soit contre un vêtement qu'il demandera. En tous cas, blouse ou vêtement ne devront plus servir qu'à examiner le malade et ne plus être transportés dans la maison. Et, comme on ne peut avoir à sa disposition une étuve à désinfection, il serait bon que ce vêtement protecteur soit passé à l'eau bouillante aussitôt après avoir servi. Si le médecin ne peut avoir ni blouse, ni vêtement, il doit en exprimer le regret et retirer son vêtement de ville. Une fois en bras de chemise, il retourne ses manches et protège ses autres vêtements soit avec un tablier, soit avec une grande serviette, soit avec un drap. Mais toujours, la visite terminée, ces objets doivent être passés à l'eau bouillante. L'examen fini, le médecin doit à nouveau se laver les mains et les avant-bras, se brosser les ongles et, au besoin, si le visage a eu un contact avec le malade atteint de scarlatine, y passer une serviette imbibée de liquide antiseptique. Toutes ces précautions doivent être prises très ostensiblement ; car, non seulement elles diminuent pour le médecin le danger de transporter le contage, mais elles servent encore d'exemple pour la famille qui comprend mieux ainsi l'importance qu'il faut y attacher.

Ces mesures prophylactiques doivent être employées par toutes les personnes qui entrent dans la chambre du malade : protection des vêtements de ville et antisepsie minutieuse des téguments. A plus forte raison par la personne qui soigne le scarlatineux : elle doit souvent se laver les mains et changer de vêtements quand elle quitte la chambre; elle aura ainsi beaucoup de chances pour ne pas transporter le germe contagieux à son entourage.

Au point de vue du malade lui-même, nous avons vu au chapitre précédent les soins minutieux dont il était l'objet à l'hôpital des Enfants-Malades. Tous ces soins peuvent et doivent être appliqués à la ville. Tous les matins et tous les soirs, désinfection de la gorge, de la bouche et des fosses nasales du malade par irrigation avec un liquide antiseptique tiède. Quel que soit l'instrument employé (irrigateur, appareil d'Esmarch, seringue, etc.) la canule doit être soigneusement nettoyée chaque fois qu'on s'en est servi et conservée dans l'eau phéniquée. Il est bien entendu que, s'il y a dans la famille plusieurs scarlatineux, chacun d'eux doit avoir une canule dont l'usage lui soit personnel. Ces irrigations devront être faites avant chaque repas dès que le malade commencera à manger. Pour l'antisepsie des fosses nasales on pourra se servir de petites boules de coton hydrophile trempées dans de l'huile de vaseline boriquée qu'on introduira dans le nez et qu'on laissera en place pendant quelques instants. Outre cela, s'il s'agit d'une petite fille, on devra pratiquer chaque matin le lavage de la vulve avec une solution antiseptique. Il est bien entendu que tous les objets servant au scarlatineux devront être passés à l'eau bouillante après chaque contact.

C'est précisément dans ces soins de chaque jour, de chaque instant pour ainsi dire, que le rôle des·parents devient extrêmement important. C'est d'*eux seuls*, quelquefois, que dépendent les suites de la maladie. Aussi le médecin doit insister auprès d'eux sur ces mesures antiseptiques; il doit leur en démontrer l'importance extrême et user de son autorité pour qu'aucune d'elles ne soit négligée. Il doit insister également sur la nécessité qu'il y a d'enlever immédiatement les déjections du malade, urines, crachats, etc.

Mais il doit rigoureusement défendre qu'on les fasse disparaître sans les avoir préalablement désinfectées avec un liquide antiseptique, une solution de sublimé à 4/1000e par exemple.

Avec la période de desquamation, les mesures prophylactiques augmentent, puisqu'il s'agit d'empêcher la dispersion des germes par les squames. C'est alors que les bains trouvent utilement leur application. Un auteur anglais, Mervin Maus, n'attend même pas l'apparition des squames pour ordonner les bains : il veut qu'on en fasse prendre matin et soir aussi souvent que l'éruption apparaît *(as soon as the eruption makes its appearence)*. Il sera bon de faire alterner les bains avec des onctions fréquemment répétées d'huile de vaseline phéniquée.

Ce n'est qu'après l'usage de ces bains et de ces onctions que le malade peut être rendu à la vie commune. Mais ce n'est qu'avec une extrême circonspection que cela peut se faire, et le médecin doit être le seul juge du moment où le malade cesse d'être contagieux pour son entourage.

Quand cela est décidé, avant de sortir de sa chambre, le scarlatineux doit se débarrasser de tous les vêtements qu'il portait pour en revêtir d'autres qui n'auront jamais pénétré dans la pièce contaminée. Les premiers devront être soigneusement désinfectés avant qu'on puisse de nouveau en faire usage.

La chambre elle-même occupée par le malade ne devra servir à d'autres personnes qu'après avoir subi une désinfection aussi complète que possible. Inutile d'ajouter que, dès le début de la maladie, on aura dû enlever les tapis, tentures, rideaux, etc., en un mot tout ce qui pouvait devenir un receptacle pour les germes contagieux et un obstacle à l'aération, dont l'importance est capitale.

Le liquide antiseptique le meilleur à employer pour la désinfection des locaux contaminés est, d'après Kroupine, un mélange de sublimé à 1/1000 et d'acide phénique à 5 %, à parties égales. « Car, nous dit Huchard dans son récit de voyage en Russie, tandis que dans les expériences faites avec les cultures des bactéries de l'anthrax, la solution phéniquée n'empêchait pas ces cultures de se reproduire, la solution de sublimé et d'acide phénique paraissait détruire les spores : les cultures, en effet, furent alors presque toujours négatives. »

Quel que soit le liquide antiseptique employé, on doit préférer les lavages répétés aux pulvérisations, trop souvent inefficaces, et y adjoindre une ventilation énergique. Un dernier point serait à désirer : ce serait d'obtenir l'enlèvement des papiers de tenture et leur destruction par le feu.

Il y a là, en effet, un danger très grand de contagion, danger que l'on n'est pas habitué à considérer comme tel. Nous n'en voulons pour preuve que l'histoire suivante qui date d'hier et qui nous fut rapportée par le Dr Huchard. Un magistrat, après la mort de sa femme, s'était retiré à Versailles pour s'y consacrer exclusivement à l'éducation de ses trois enfants. Quelques mois après, ses deux plus jeunes furent atteints de scarlatine; l'affection prit une forme maligne et les deux petits malades furent emportés en quelques jours. Le père fit désinfecter soigneusement son appartement, mais sans prendre la précaution de faire enlever les papiers de tenture. Puis il partit en voyage avec l'enfant qui lui restait. Au bout d'*un an*, il revint et rentra dans son appartement. Quelques jours se passèrent; puis tout à coup l'enfant se plaignit de maux de tête, d'abattement, etc. Une fièvre scarlatine se déclara et le petit malade succomba en moins d'une semaine.

Il est difficile de ne voir là qu'une simple coïncidence, et puisque la désinfection de tout le local avait été faite aussi soigneusement que possible, on ne peut guère faire porter l'accusation de contagion que sur les papiers de tenture qui n'avaient pas été détruits.

Telles sont, croyons-nous, les principales mesures prophylactiques contre la scarlatine que le médecin doit prendre et faire prendre dans sa clientèle. Nous ne nous faisons pas d'illusions sur les difficultés auxquelles on se butera pour les faire admettre par tous; mais nous ne croyons pas que ces difficultés soient insurmontables. Car, en résumé, que demande l'application de ces mesures? Un peu de tact et d'énergie de la part du médecin; beaucoup de bonne volonté de la part des familles. Et si l'on parvient à réunir ces

trois choses, nous sommes convaincus qu'on obtiendra
d'excellents résultats. La principale objection qu'on rencon-
trera souvent, c'est qu'avant la connaissance et la mise en
pratique de cette hygiène antiseptique, la scarlatine guérissait
très souvent sans complications et sans avoir été contagieuse.
A cela deux choses sont à répondre : d'abord que les complications sont réduites pour ainsi dire à leur minimum par la
prophylaxie moderne; ensuite que la contagion n'est pas une
règle absolue puisque, même en temps d'épidémie, on a vu
des cas où l'affection ne se propageait pas.

En tous cas, les complications et la contagion ne se-
raient-elles que la très rare exception, ce qui n'est malheureusement pas pour la scarlatine, on n'aurait pas le droit
d'hésiter un instant à appliquer rigoureusement les mesures
prophylactiques les plus sévères pour essayer de se mettre à
l'abri de cette exception. Et le médecin ne doit pas craindre
de se faire taxer de pusillanimité en usant de son autorité et
de son énergie pour *exiger* l'isolement et l'antisepsie de ses
malades atteints de scarlatine. Car, ainsi que le disait M. le
professeur Grancher à la fin d'un de ses rapports, et c'est par
là que nous terminerons notre travail : « La crainte salutaire
de la contagion est le premier devoir du médecin envers lui-
même et envers ses malades : *Primum non nocere.....* »

CONCLUSIONS

1º La malignité trouve aujourd'hui son explication dans la réunion totale ou partielle de ces quatre facteurs : terrain, virulence, quantité, porte d'entrée des microbes pathogènes.

2º Les complications de la scarlatine résultent presque toujours d'une infection secondaire, et les travaux de M. Raskin, Wurtz, Bourges, etc. tendent à prouver que le micro-organisme de ces infections est habituellement le streptocoque.

3º L'isolement et l'antisepsie sont les deux seuls moyens prophylactiques réellement efficaces. L'expérience faite au pavillon des scarlatineux à l'hôpital des Enfants-Malades a réduit la mortalité de 20 % (moyenne des années 1886, 1888, et 1889) à 5,05 % (taux de 1890).

4º Le médecin doit donc chercher à mettre en pratique à la ville les moyens en usage à l'hôpital.

5º Il doit insister auprès des parents sur la nécessité absolue de l'antisepsie générale et de l'antisepsie spéciale de la gorge, de la bouche et du nez dans la scarlatine; il doit les convaincre du rôle extrêmement important qu'ils ont à jouer tant au point de vue de leur malade qu'au point de vue de leur entourage.

6º Dans les cas de scarlatine maligne à forme hyperthermique, la meilleure thérapeutique est encore celle des bains froids.

7° Le malade atteint de scarlatine, après sa guérison, ne doit être rendu à la vie commune qu'avec une extrême circonspection.

La 8° désinfection du logement occupé par le scarlatineux doit être faite aussi complètement que possible.

INDEX BIBLIOGRAPHIQUE

Alison. *Gaz. hebd.* 1882, p. 674.

André. O. Note sur un pavillon d'isolement pour scarlatineux à l'hôpital Trousseau. *Rev. d'Hyg.* Paris, juillet 1891, p. 613.

Annual of Medical science. Sajous. *Philad.* 1890, t. I.

Ary. *Sanitary Record,* février 1880.

Babès. Bacteriologische untersuchungen uber septische Process des Kindesalters. Leipsig, 1889.

Baümler. Prophylaxie de la scarlatine. *Munich, Med. Woch.* 1888, n° 42.

Bokaï et Babès, *Jahrb. f. Kind.* 1883, t. XIX.

Bond. *Brit. Med. Journ.* 1887.

Bourges. Les recherches microbiennes dans la scarlatine. *Gaz. hebd. de méd. Paris,* 1891. 146-150.

Brown. Avantages prophylactiques des onctions d'huile phéniquée dans la scarlatine. *Brit. Med. Journ.* Août 1887.

Bull. de la soc. méd. des Hôp. 9 mai 1890.

Caiger. A case of pyœmia following scarlet fever. *Lancet, London,* 1891. 825.

Cameron. *The Lancet,* 23 déc. 1882.

Charrin. Les infections secondaires. *J. de Pharm. et de Chim.* 1889.

Cojan. Nature et origine animale de la scarlatine. *Th. de Montpellier,* 1889. N° 41.

Crooke. *Forsch. der. med.* 1885.

Davies. A rare sequela of scarlatina. *Brit. med. J. Londres,* 1891. P. 458.

De Rosa. Cura profillatica della scarlatina. *Gior. internaz de sc. med. Naples,* 1890. 9-97.

Dieulafoy. De la contagion. *Th. d'ag. Paris,* 1872.

Duclaux. *Annales de l'institut Pasteur.* 1887. p. 450.

Edwards Bl. Les microbes de la scarlatine. *Prog. méd.,* août 1888.

Fehleinen. *Arch. J. Klin. Ch.* 1886.

Filatow. Ursache der scarlachnephritis. *Centralb. f. Kinder.* 1887 p. 130.

Filatow. Diphtérie scarlatineuse. *Arch. f. Kinder.* 1887, t. IX.

Fonsart et Ehrmann. Recherches nouvelles sur la scarlatine. *Compiègne,* 1890.

Fraenkel et Freudenberg. *Centralb. f. Klin. med.* 1885, p. 753.

Fravel. Scarlet fever. *South. clin. c. Richmond.* 1890, p. 268.

Friedlaüder. *Forsch. der med.* 1883.

Fruitnight. Treatment of scarlet fever and its complications. *Arch. Pediat. Phila.* 1889, p. 857.

Gaz. Hebd. 1886, p. 385.

Guinon L. Infections secondaires dans la scarlatine. *Rev. mens. des mal. de l'enfance.* 1889.

Grancher. L'isolement et l'antisepsie à l'hôpital des Enfants-Malades. *Bull. méd. Paris,* 1889.

Grancher. Essai d'antisepsie médicale. *Rev. d'Hyg.* 1890.

Grancher. Un cas de scarlatine grave. *Annales de méd. Paris*, 20 mai 1891..

Gresswell. A contribution to the natural history of scarlatina. *Th. d'Oxford*, 1890.

Hartmann. *Arch. f. hyg.* 1887. VII.

Henoch. Leçons sur les maladies des enfants. *Trad. franç.* p. 514.

Henoch. *Charité Ann. t.* VII.

Heubner et Barth. *Berlin. Klin. Woch.* 1884, n° 44.

Heubner. *Munich. med. Woch.* 1886, n° 9, et *Schmidt's Jahrb.* Bd. CCXII.

Heubner. Über die Scarlachdiphterie. *Sam. Klin. Woch. von Volkmann*, 1888. N° 322.

Huchard. H. Une mission scientifique en Russie. *Paris*, 1890.

Hutinel et Deschamps. Antisepsie méd. et scarlatine au pav. d'isolement de l'hôp. des Enf.-Mal. *Revue d'hyg. Paris*, 1890.

Illingworth. Traitement de la scarlatine. *Brit. med. Journ.* Septembre 1888.

Jaccoud. Du rôle de la bactériologie dans la clinique. *France méd. Paris*, 1889.

Jamieson. *Brit. med. Journ.* 1887.

Jamieson et Edington. *Brit. méd. Journ.*, 11 juin 1887.

Jamieson et Edington. *Brit. med. Journ.*, 11 août 1889.

Juhel-Renoy. *Arch. gén. de méd.*, 1886.

Ketz. *Soc. de méd. de Berlin*, 20 juin 1889.

Kiemann. Scarlatina gravissima. *Wien*, 1888.

Klein. The etiology of the scarlet fever. *Proceedings of the Roy. Soc. Lond.* XLII, 1887.

Kœrner. Ueber scarlachrecidive. *Jahrb. f. Kinderh.*, 1876.

Lenhartz. *Jahrb. f. Kinderh.*, oct. 1888, Bd XXVIII.

Letulle. Devoirs prophylactiques du médecin en présence d'une maladie contagieuse. *Rev. d'hyg.*, 1890, t. XII, p. 223.

Litten. *Charité annal.*, t. VII.

Litten. *Berlin Klin. Woch.*, 1884, n° 44.

Lœffler. *Mitth. aus. d. Kais. Gesundh.*, 1884.

Magnani. De la scarlatine et de l'hygiène. *Gaz. méd. ital. Lombard.*, n° 20.

Marchand (de Berlin). *Berlin. Klin. Woch.*, 1876, p. 406.

Mascarel. De la virulence des germes scarlatineux. *Rev. de clin. et de thérap.*, juillet 1888.

Netter. Otites moyennes aiguës. *Ann. des mal. de l'oreille*, 1888.

Netter. Microbes pathogènes contenus dans la bouche des sujets sains *Rev. d'hyg. et de police sanitaire*, 20 juin 1889.

Odent. Des angines pseudo-membraneuses au cours de la scarlatine. *Th. de Paris*, 1887.

— *Observations on a method of prophylaxis and an investigations intho the nature of the contagion of scarlet fever. Brit. med. Journ.*, 11 juin 1887.

Pearse. The duration of infectiousness in eruption diseases. *Brit. med. Journ.*, 1886.

Petresco. Recherches cliniques et expérimentales sur l'antisepsie médicale. *Bull. de la Soc. méd.*, Jassy, 1889.

Power. Milk scarlatina in London. *Report of the med. officer of Local Govern. Board for 1885-86*, n° 8, p. 73.

Randsome. *Brit. med. Journ.*, 1887, II, p. 96.

Raskin. Marie. *Wratsch.*, 1888, n° 37-44.

Raskin. Marie. Klin. exp. über secunder infection bei scarlach. *Centralb. fur Bacteriologie und Parasitenkunde*, 1889, n° 13-14.

Raskin. Marie. Étiologie et bactériologie clinique de la scarlatine et de ses complications. *Vog. Med. Journ. St-Petersbourg*, 1889.
Roger. G.-H. *Soc. de Biologie*, 1889.
— *Sanitary Record*, 1880.
Savard. *France médicale*, 1878.
Sevestre. Sur la scarlatine. Procédés de désinfection. *Journ. de méd. et de chir. prat.*, 557-560, Paris, 1889.
Sevestre. Études de clinique infantile. *Paris*, 1890.
Smith. Note on the so called Bacillus scarlatinœ of Drs Jamieson et Edington. *Brit. med. Journ.*, 9 sept. 1887.
Smith. J.-L. How to prevent scarlet fever? *Arch. pedia. Philadelphia*, p. 921-929, 1890.
Spear. *New-York med. Journ.*, Déc. 1875.
— The contagion of scarlet fever. *Lancet*, n° 23, 1886, p. 1139.
— The contagion of scarlet fever. *Lancet*, 18 juin 1887, p. 1262.
Thin. *Brit. med. Assoc.*, Dublin, 1887.
Thin. *Brit. med. Journ.*, II, 1887, p. 402.
Thompson J.-H. What can we do to protect ears in scarlet fever? *Med. mirror. St-Louis*, 1890, p. 65.
Thompson. Scarlatine in the cow. *Pratic London*, 1891.
Tissier. Complications rénales de la scarlatine. *Gaz. des Hôp.*, 1888.
Triwousse. Du traitement de la scarlatine et de la diphtérie par l'inoculation des microbes de l'érisypèle. *Gaz. des Hôp.*, Paris, 1890, p. 955.
Trousseau. Clinique médicale de l'Hôtel-Dieu. 2e édit., t. I, p. 103.
Vinsac. Observation de scarlatine fruste suivie de mort. *Gaz. des Hôp.*, Paris, 1890.
Virchow. *Charité Annal.*, t. VII, p. 775.
Wurtz et **Bourges.** Recherches bactériologiques sur l'angine pseudo-diphtéritique de la scarlatine. *Arch. de méd. expériment.*, mai 1890, p. 341.

TABLE DES MATIÈRES

Le Mans. — Typographie Ed. Monnoyer.

www.ingramcontent.com/pod-product-compliance
Ingram Content Group UK Ltd.
Pitfield, Milton Keynes, MK11 3LW, UK
UKHW020946120726
13693UKWH00004B/1565